Maricela Velasco / Patricia Salas

Logogenia para niños sordos
Material para el seguimiento y desarrollo lingüístico del español

Editorial Brujas

Título: *Logogenia para niños sordos : Material para el seguimiento y desarrollo lingüístico del español*
Autoras: Maricela Velasco / Patricia Salas
Diseño-Edición: Maricela Velasco Martínez
Revisión y Traducción al Español rioplatense: Patricia Salas Figueroa
Fotografía de la portada: Daniela Ramírez Tiburcio.
Diseño de la portada: Maricela Velasco Martínez.

Con la adquisición de este material contribuyes a que más niños sordos de bajos recursos sigan recibiendo Logogenia.

Salas, Patricia
 Logogenia para niños sordos : Material para el seguimiento y desarrollo lingüístico del español / Patricia Salas. - 1a ed. . - Córdoba : Brujas, 2015.
 70 p. ; 25 x 18 cm.

1. Discapacidad Auditiva. I. Título.
 CDD 371.912

© 2015 De las autoras
© 2015 EditorialBrujas
1° Edición.
Impreso en Argentina

Queda hecho el depósito que marca la ley 11.723.
Ninguna parte de esta publicación, incluido el diseño de tapa, puede ser reproducida, almacenada o transmitida por ningún medio, ya sea electrónico, químico, mecánico, óptico, de grabación o por fotocopia sin autorización previa.

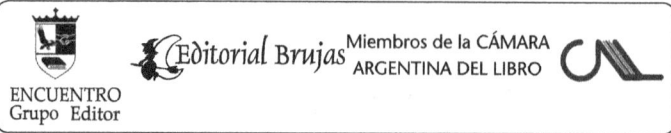

www.editorialbrujas.com.ar publicaciones@editorialbrujas.com.ar
Tel/fax: (0351) 4606044 / 4691616-1   España 1485 Córdoba–Argentina.

Presentación

El material que se presenta en esta cartilla constituye el corpus de pruebas utilizadas para realizar la investigación "La Logogenia y el proceso de adquisición del español por un niño sordo. Un estudio de caso" en el marco de la tesis para la titulación de la licenciada en lingüística Maricela Velasco Martínez, por la Escuela Nacional de Antropología e Historia.

La investigación efectuada registró el proceso de desarrollo lingüístico mediante el método Logogenia en una niña sorda prelingüística de 8 años de edad que asiste a una escuela especial en el Estado de México, México.

Este cuadernillo contiene las evaluaciones tomadas a la niña, antes, durante y después del trabajo realizado, adaptadas al Español Rioplatense-Argentina.

La compilación de estas pruebas obedece al propósito de difundir el material en ámbitos educativos con el fin de que sean utilizados por docentes y terapeutas del lenguaje para:

- Contar con un instrumento que permita supervisar la evolución del proceso de desarrollo lingüístico del paciente o alumno.

- Diagnosticar el estado inicial de lenguaje que posee el niño o adolescente sordo antes de comenzar la terapia y revisar su evolución.

- Determinar pautas de evaluación que puedan ser contrastadas con el trabajo de otros profesionales.

- Identificar aspectos específicos del lenguaje para estudiarlos y/o para trabajarlos en sesiones posteriores.

- Servir de modelo para el diseño de otras evaluaciones.

Índice

Ficha personal	7
Examen de diagnóstico	9
Evaluación de comprensión y producción de vocabulario	25
Evaluación de los artículos	33
Evaluación de comprensión lingüística	36
Evaluaciones de comprensión de elementos funcionales.	41
Evaluación de producción de oraciones	49
Tarjetas de verbos	57

Datos generales del alumno(a)

1. Datos de identificación

a) Nombre: _____

b) Fecha y lugar de nacimiento: _____

c) Edad_____ Sexo_____

d) Domicilio: _____

e) Teléfono casa: _____

f) Teléfono celular: _____

g) Correo electrónico: _____

2. Datos del tipo de sordera

a) Edad en la que perdió la audición: _____

b) Tipo y grado de la pérdida auditiva: _____

c) ¿Posee implante coclear? ____ ¿A qué edad fue implantado? ____

3. Antecedentes escolares

a) Grado escolar que cursa: _____

b) Nombre de la escuela: _____

c) ¿Qué grados ha cursado? _____

d) Fecha de ingreso a la escuela: _____

e) Fecha de ingreso a la Logogenia: _____

Métodos empleados en su rehabilitación y resultados:

Terapia	Tiempo	Resultados

4. **Contexto familiar**

a) Nombre del padre: _____ Edad: _____

b) Grado de estudios: _____

c) Ocupación: _____

d) Nombre de la madre: _____ Edad: _____

e) Grado de estudios: _____

f) Ocupación: _____

Nombre de los hermanos	edad	¿Tiene alguna discapacidad?

Razones por la que quiere ingresar al niño(a) al trabajo con logogenia:

_____

_____

_____

_____

Examen de diagnóstico

Objetivo:

Conocer el estado lingüístico de los niños

Características:

La estructura de la prueba presenta 15 ítems consecutivos donde se evalúan las siguientes competencias en español escrito:

1) Evaluación de comprensión de vocabulario
2) Evaluación de producción de vocabulario
3) Conocimiento de los números
4) Uso correcto de la concordancia de género de los artículos definidos
5) Uso correcto de la concordancia de género de los artículos indefinidos
6) Reconocimiento del plural y del singular
7) Producción del género de artículos definidos en concordancia con el nombre
8) Representación pictórica de una oración
9) Orden sintáctico
10) Segmentación de palabras en una frase
11) Comprensión de preguntas y órdenes
12) Producción gramatical de oraciones
13) Comprensión de estructuras complejas
14) Uso correcto de verbos para formar oraciones

Instrucciones:

1º Entregar al niño el cuadernillo.

2º El niño leerá cada una de las páginas –del Examen de Diagnóstico– y ejecutará las distintas actividades -si el examinador observa que el niño no puede realizar alguno de los ítems, lo motivará para que continúe con el siguiente sin hacerle ningún tipo de gesto de aprobación o desaprobación.

3º En las TABLAS DE EVALUACIÓN el logogenista podrá tomar nota de qué es lo que el niño no comprende para sus futuras sesiones de logogenia.

Observaciones

_____

_____

_____

_____

_____

_____

_____

_____

1. Lee y **une** cada palabra con su dibujo.

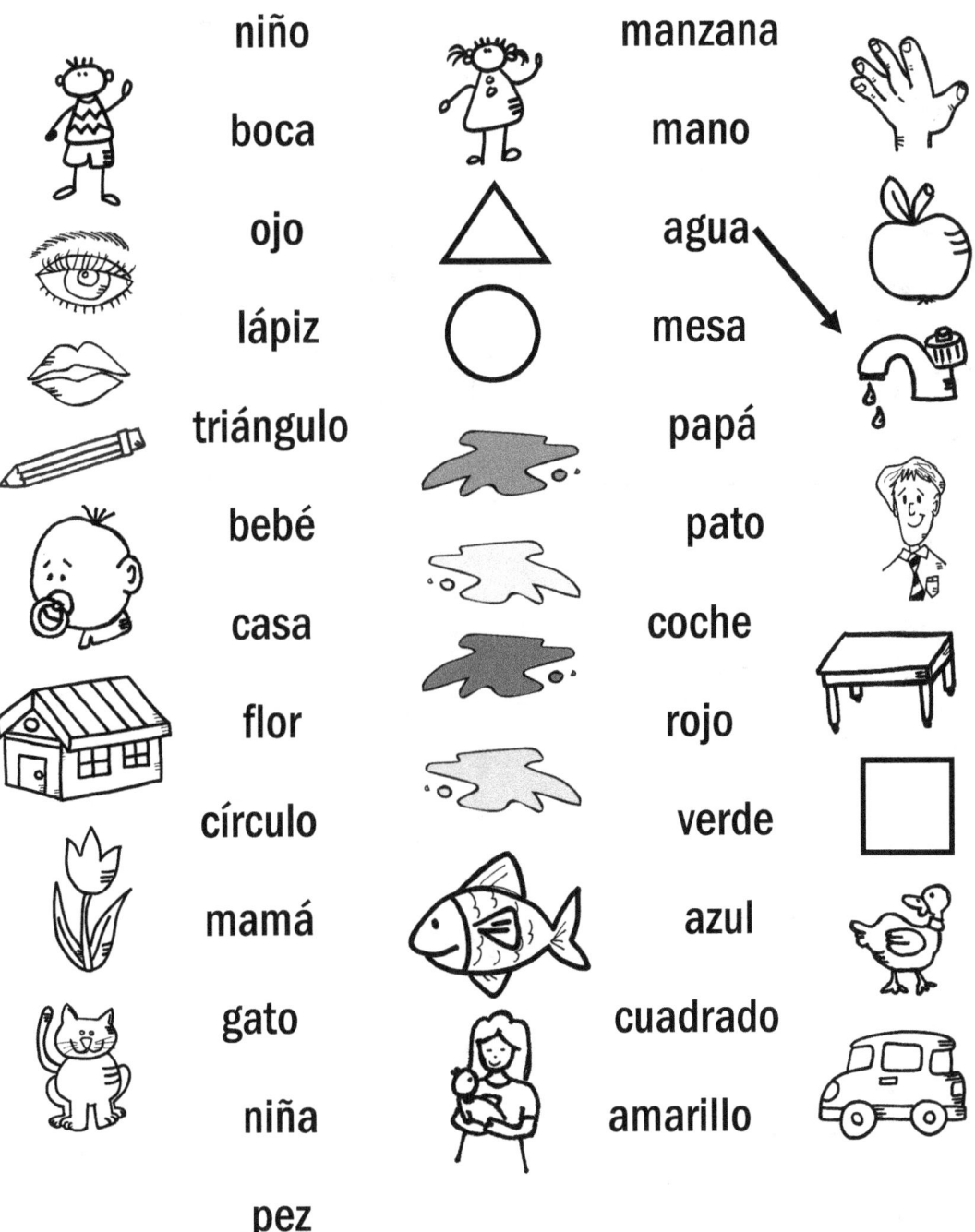

2. Escribe el nombre de los dibujos.

3. Cuenta los saleros y escribe la cantidad con **número** y con **letra**.

4. Escribe *el, la, los o las.*

_____ sillas.   _____ papás.

_____ mamá.   _____ rojo.

_____ dedo.   _____ niña.

_____ cuadrados.   _____ niño.

_____ sol.   _____ casas.

5. Escribe *un, una, unos o unas.*

_____ perro   _____ pelotas

_____ sol   _____ mesas

_____ libros   _____ silla

_____ goma   _____ flor

_____ niños   _____ lápiz

6. Escribe el nombre de los objetos.

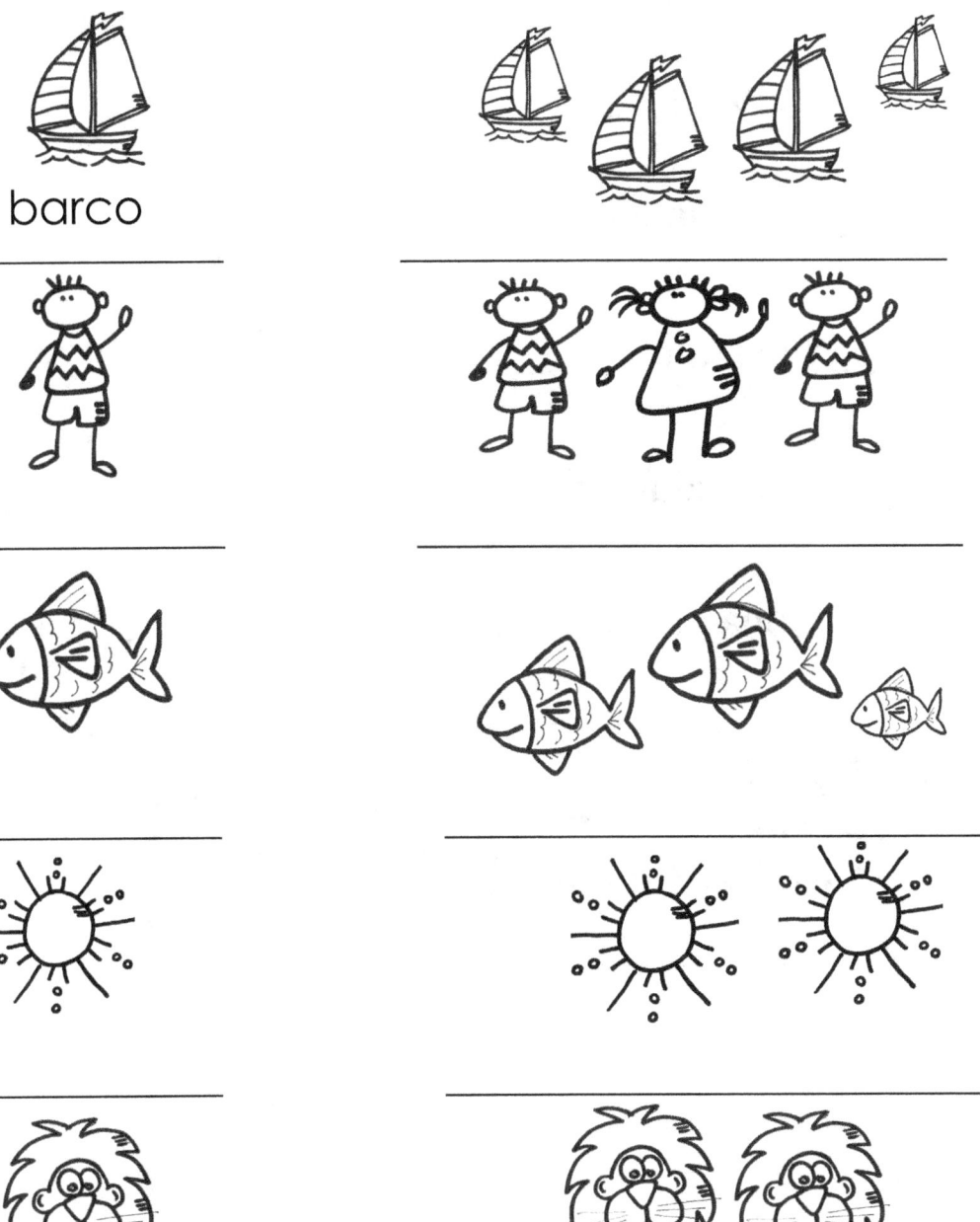

7. **Completa lo que falta.**

1. _____ auto roj_____.

2. _____ niña pequeñ_____.

3. _____ ojo amarill_____.

4. _____ lápiz cuadrad_____.

5. _____ vaca blanc_____.

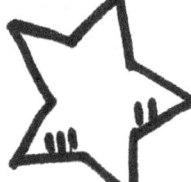
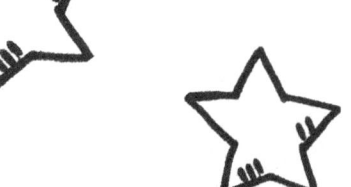

8. **Lee y dibuja.**

Dibuja una casa y dos árboles.

9. Escribe bien las oraciones.

✗ auto el mueve ✓ _____

✗ mamá niño la y el ✓ _____

✗ pelota la roja ✓ _____

✗ juega niño el ✓ _____

✗ pollo el brinca ✓ _____

10. Separa las palabras y escribe bien la oración.

Una/pelota/azul. Una pelota azul._____

Micocheespequeño._____

Elvasoserompió._____

Tumochilaesrosa._____

Eseperroesmío._____

Elniñocomeunpan._____

11. Lee y contesta las preguntas.

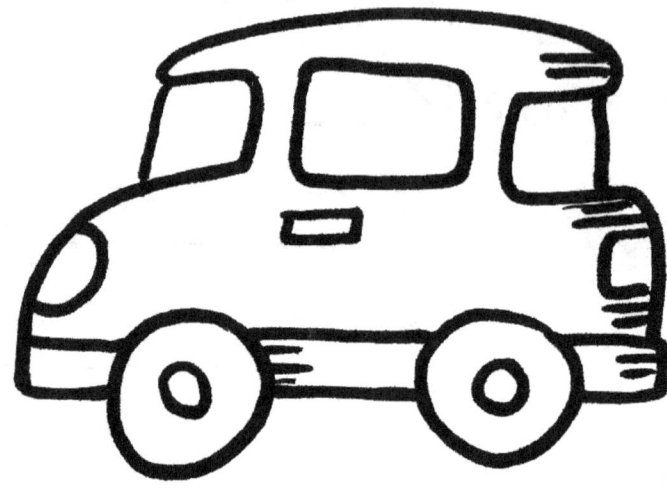

1. ¿Qué es esto? _____

2. ¿De qué color es? _____

3. ¿Cuántas llantas tiene? _____

4. Colorea las llantas, una roja y la otra verde.

5. Tacha la llanta verde con el color café.

6. ¿De qué color son las llantas? _____

7. Dibuja un gato en una ventana del coche y píntalo con amarillo.

8. ¿De qué color es el gato? _____

12. Mira los dibujos y escribe una oración.

13. Lee y haz lo que te piden.

Dibuja a un niño con el pantalón negro y los zapatos cafés. Dibújale un coche en una mano y una pelota en la cabeza.

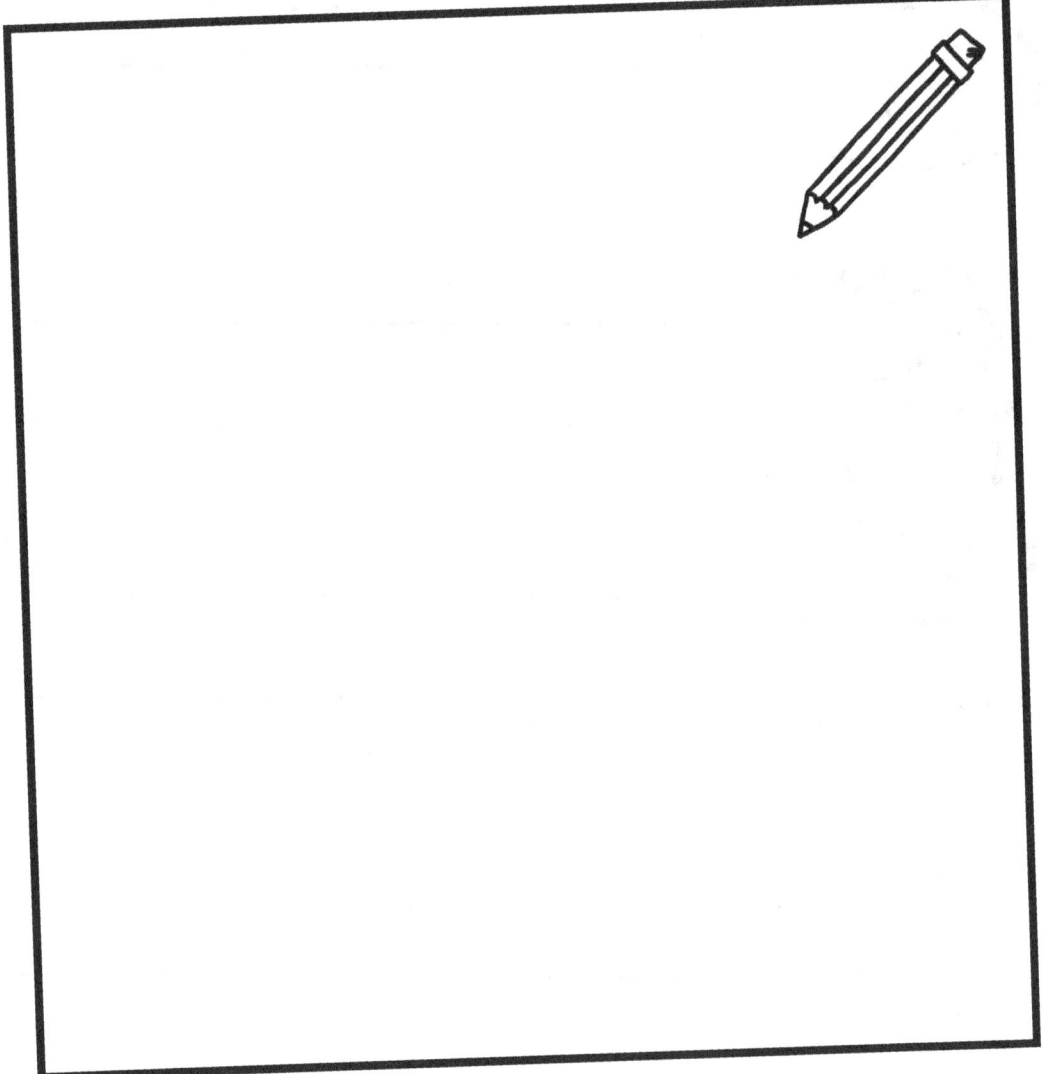

14. Escribe las palabras que faltan.

1. Mi abuelo _____ el coche.

2. El pájaro _____ arriba del árbol.

3. Mi mamá _____ sopa de papa.

4. La maestra _____ la tarea.

5. El perro _____ en el jardín.

6. Mi hermano _____ en la escuela.

7. Lupe _____ los vasos.

8. El sol _____ amarillo.

9. Los gatos _____ bonitos.

10. Los niños _____ en la casa.

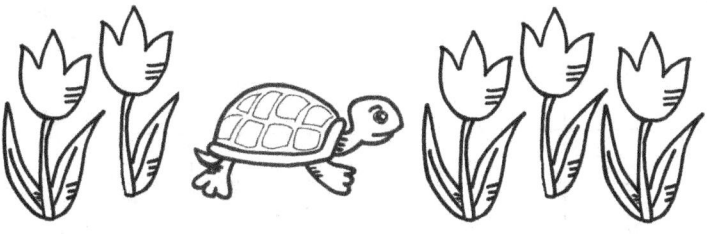

Tablas de evaluación.
Examen de diagnóstico.

Documente el número de aciertos de cada prueba administrada y escriba el total en la casilla correspondiente.

ÍTEM 1 Y 2		comprensión	producción
1	niño		
2	boca		
3	ojo		
4	lápiz		
5	triángulo		
6	bebé		
7	casa		
8	flor		
9	círculo		
10	mamá		
11	gato		
12	niña		
13	manzana		
14	mano		
15	mesa		
16	papá		
17	pato		
18	coche		
19	rojo		
20	verde		
21	azul		
22	cuadrado		
23	amarillo		
24	pez		
TOTAL			

3. NÚMEROS	
1	
2	
3	
4	
5	
6	
7	
8	
9	
10	
TOTAL	

4. ART. DEFINIDO	
1	
2	
3	
4	
5	
6	
7	
8	
9	
10	
TOTAL	

5. ART. INDEFINIDO	
1	
2	
3	
4	
5	
6	
7	
8	
9	
10	
TOTAL	

6. SINGULAR/PLURAL			
1		6	
2		7	
3		8	
4		9	
5		10	
TOTAL			

7. CONCORDANCIA	
1	
2	
3	
4	
5	
TOTAL	

8. COMPRENSIÓN ORACIÓN

TOTAL

9. ORDEN

1	
2	
3	
4	
5	
TOTAL	

10. SEGMENTACIÓN

1	
2	
3	
4	
5	
TOTAL	

11. PREGUNTAS

1	
2	
3	
4	
5	
6	
7	#
8	
TOTAL	

12. FORMACIÓN DE ORACIONES

1	
2	
3	
4	
5	
6	
7	
TOTAL	

13. ORDEN

1°	oración	
2°	oración	
3°	enclítico	
TOTAL		

14. VERBOS

1		6	
2		7	
3		8	
4		9	
5		10	
TOTAL			

NÚM ÍTEM	TOTAL ACIERTOS	ACIERTOS NIÑO(A)			RESULTADO
1	24		X	4.2	=
2	24		X	4.2	=
3	10		X	10.0	=
4	10		X	10.0	=
5	10		X	10.0	=
6	10		X	10.0	=
7	5		X	20.0	=
8	1		X	100.0	=
9	5		X	20.0	=
10	5		X	20.0	=
11	8		X	12.5	=
12	7		X	14.3	=
13	3		X	33.3	=
14	10		X	10.0	=

Multiplica el resultado que obtengas de cada uno de los ítems por la cantidad registrada en la tabla. Anota el resultado en la siguiente gráfica y compáralo con el resultado que obtengas 6 meses después de trabajar con el método.

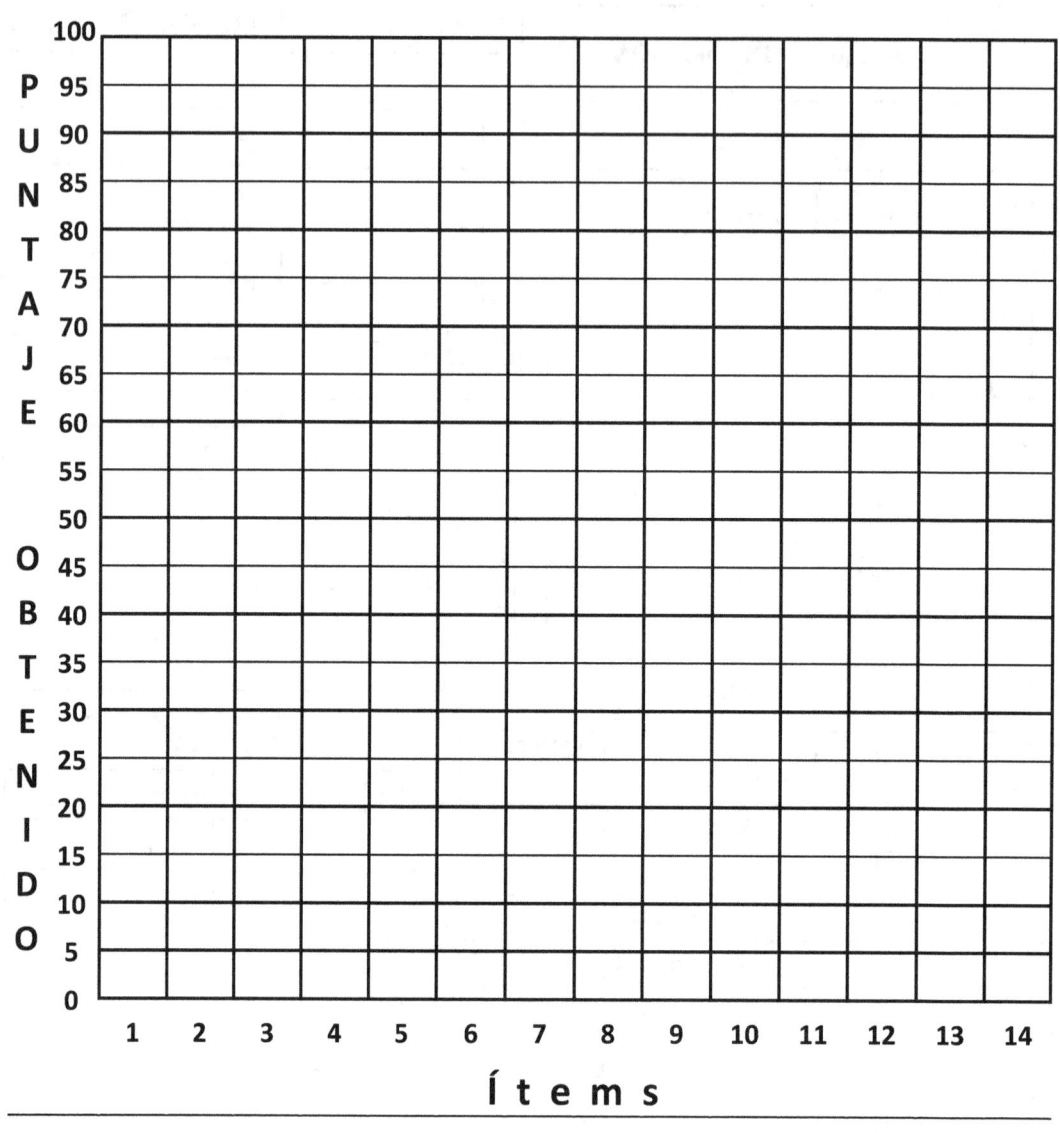

Observaciones

Evaluación de la comprensión y la producción de vocabulario

Objetivo:

Evaluar la comprensión y producción de vocabulario.

Características:

1. La prueba comprende dos secciones: una para la comprensión y otra para la producción.

A) La sección que evalúa la comprensión reúne 3 páginas, con un total de 197 espacios en blanco y en la parte inferior, los nombres de 197 objetos.

B) La sección que evalúa la producción reúne 198 objetos en 3 páginas con 66 dibujos en cada una de ellas y un espacio debajo de cada dibujo.

Instrucciones:

1° El evaluador le entregará al niño el cuadernillo con la hoja de la evaluación de la comprensión y le pedirá que realice un dibujo en cada uno de los espacios, según el nombre indicado. (El niño puede releer las palabras, pero si el examinador observa que no comprende alguna de ellas o duda al realizar la prueba, lo motivará para que continúe o abandone la evaluación sin hacerle ningún tipo de gesto de aprobación o desaprobación).

Nota: Es importante observar que el niño realice con agrado la evaluación y no forzarlo a que la realice toda de una vez. Si muestra cansancio podrá continuar con la evaluación en otro momento.

2° Mostrar al niño las hojas de la evaluación de producción y pedirle que escriba el nombre de cada dibujo utilizando un lápiz (no es necesario que el niño realice esta prueba el mismo día que la anterior ni tampoco se le debe obligar que llene cada uno de los espacios).

3° Al terminar la evaluación el maestro contabilizará y anotará la cantidad de palabras que el niño dibujó o escribió correctamente –sin faltas de ortografía. No se tomarán como válidas aquellas palabras que el niño haya escrito mal, aun si escribió todas sus letras como por ejemplo: *salli* en lugar de *silla*.

4° En las OSERVACIONES, el evaluador tomará nota de la evaluación, anotando lo que pudo observar en el transcurso de ésta.

OBSERVACIONES

_____
_____
_____
_____
_____
_____
_____
_____
_____

1. Lee las palabras y dibuja las figuras en los cuadritos.

casa	techo	cocina	estrella	nido	flor	uno	dos	tres
pantalón	canasta	banco	rayo	lluvia	nube	noche	día	corazón
escalera	lentes	lámpara	hoja	árbol	palmera	rama	agua	mar
vaso	puerta	cepillo	globos	pelota	botón	muñeca	luna	sol
maleta	botella	niño	salero	coche	moto	llanta	tren	robot
mamá	señora	niña	avión	cohete	gorra	bicicleta	camión	barco
regla	colores	libro	rojo	cinturón	amarillo	verde	azul	negro
página	libreta	bandera	blanco	rosa	café	cuatro	cinco	morado

plátano	piña	uvas	fresa	limón	mochila	pera	naranja	sandía	
pastel	sopa	crayón	lápiz	ojo	ceja	boca	oreja	pie	
goma	nariz	diente	hombro	uña	lengua	cabeza	pelo	vela	
jabón	plato	mano	dedo	brazo	codo	rodilla	pierna	lata	
olla	taza	rana	vaca	perro	pez	cochino	conejo	sillón	
silla	papel	león	gusano	tortuga	mosca	cajón	caja	cama	
pato	pollo	gallina	pájaro	caracol	burro	araña	mesa	escoba	
elefante	gato	sartén	jarra	leche	huevo	pan	helado	pared	

televisión	sombrero	ventana	cartera	círculo	anillo
helicóptero	manzana	hormiga	elote	cuadrado	playera
rompecabezas	pizarrón	cucaracha	chile	suéter	aretes
rectángulo	escritorio	zapato	cebolla	vestido	reloj
anaranjado	estuche	refrigerador	carne	tenis	tenedor
campana	pestaña	caramelo	papa	camisa	cuchara
paraguas	sacapuntas	galleta	jitomate	chancla	cuchillo
autobús	mariposa	hueso	bebé	calcetín	bolsa
teléfono	mosquito	papá	señor	catarina	tortilla

2. Escribe el nombre de cada dibujo

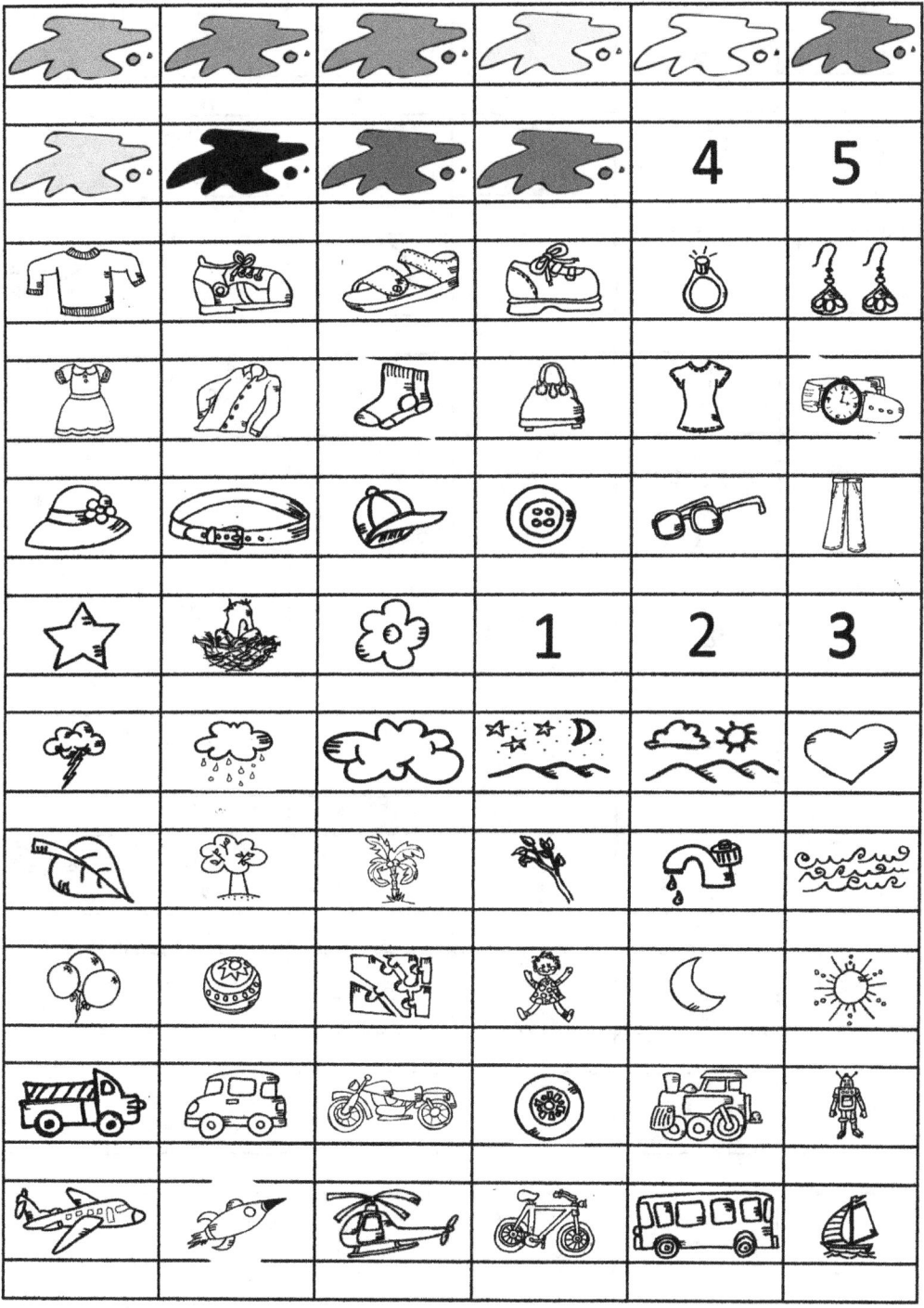

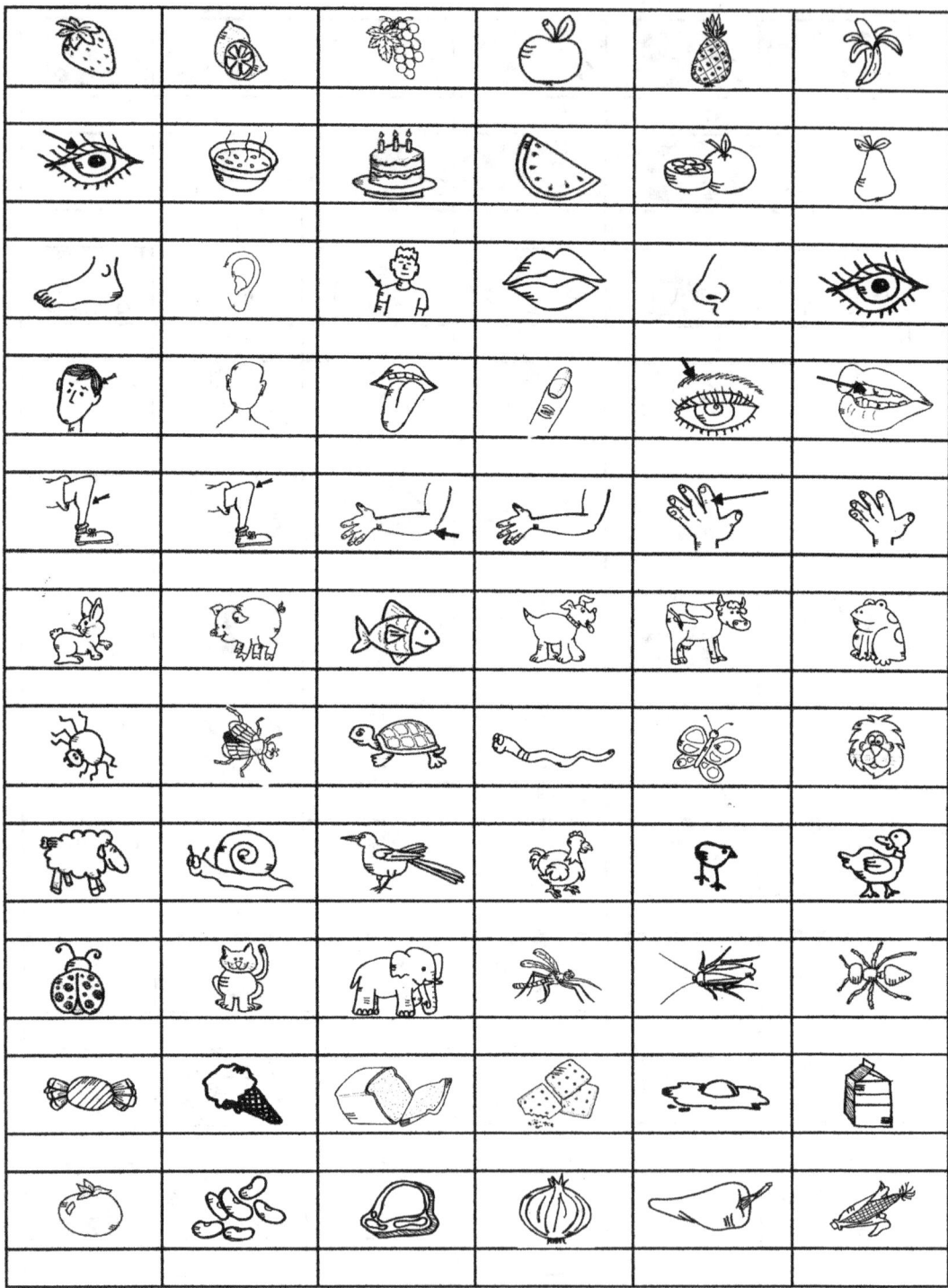

Evaluación de los artículos

Objetivo:

Evaluar la comprensión del artículo definido e indefinido

Características:

1. La prueba comprende dos secciones: la primera con 40 palabras para recortar, y la segunda es una tabla con cuatro columnas y cuarenta espacios.

Instrucciones:

1° Entregar al niño la hoja con las cuarenta palabras y pedirle que las recorte y las pegue en el espacio que corresponda. El niño debe hacer coincidir la palabra con el artículo definido o indefinido de las columnas.

2° Acércale al niño unas tijeras y pegamento escolar.

3° Al terminar la evaluación el maestro revisará las palabras que el niño pegó correctamente y trabajará los artículos en sus futuras sesiones de logogenia.

Los artículos

Recorta las palabras y pégalas en la siguiente hoja.

| ojos | niño | uña | vaso | coches | gato |

| día | dedo | lápiz | árbol | goma |

| pelota | niña | silla | tortuga | reglas |

| día | gomas | sillas | árboles | naranjas |

| perros | niños | perro | pelotas | gatos |

| luna | dedos | lápices | naranja | vasos |

| coche | niñas | regla | uñas | manzanas |

| ojo | lunas | manzana | tortugas |

Los artículos

Pega las palabras en el espacio correspondiente.

un	una	las	los

Evaluación de comprensión lingüística

Objetivo:

Evaluar la comprensión de oraciones con distinta complejidad sintáctica mediante la lectura.

Características:

1. Dos láminas con imágenes que corresponden a nombres conocidos por los niños que comienzan a alfabetizarse.

A) La primera será utilizada para comprobar que el niño comprende el vocabulario. Ésta le será entregada al niño y la revisará con su evaluador antes de comenzar la prueba.

B) La segunda lámina contiene 18 figuras realizadas con tres colores diferentes y dos tamaños distintos. En esta lámina el niño debe ejecutar cada una de las 44 órdenes escritas tocando o tachando los objetos referidos en los estímulos escritos.

2. Una lámina con las 44 órdenes escritas en forma de pares mínimos para que el niño las lea una por una y ejecute lo que se le pide en cada oración.

Instrucciones:

1° Mostrar al niño la primera lámina: *PALABRAS EN ESTA EVALUACIÓN* y verificar que conoce cada uno de los nombres de los dibujos, así como las órdenes -Tacha y Tocá- los tres colores –rojo, azul y amarillo, y dos tamaños que se mencionan en las 44 órdenes escritas.

2° Entregar al niño la segunda lámina con las 18 figuras y la lámina con las 44 órdenes escritas, las cuales serán colocadas en la mesa frente al niño.

3° Acercarle al niño unos lápices de colores.

4° El niño leerá cada una de las oraciones y ejecutará las órdenes (puede releerlas, pero si el examinador observa que el niño no comprende alguna de ellas, lo motivará para que continúe sin hacerle ningún tipo de gesto de aprobación o desaprobación).

5° Al terminar la evaluación el maestro colocará -la derecha de la lista de las 44 órdenes- una marca que le indique si el niño realizó o no realizó correctamente las órdenes. Esta calificación no puede realizarse durante el transcurso de la evaluación, ya que el niño se daría cuenta de que es evaluado a la hora de estar leyendo las órdenes.

6° Durante el transcurso de la evaluación, el evaluador tomará nota de qué es lo que el niño no comprende de cada una de las 44 oraciones, para que en sus futuras sesiones de logogenia, el logogenista trabaje los pares mínimos correspondientes.

PALABRAS EN ESTA EVALUACIÓN.

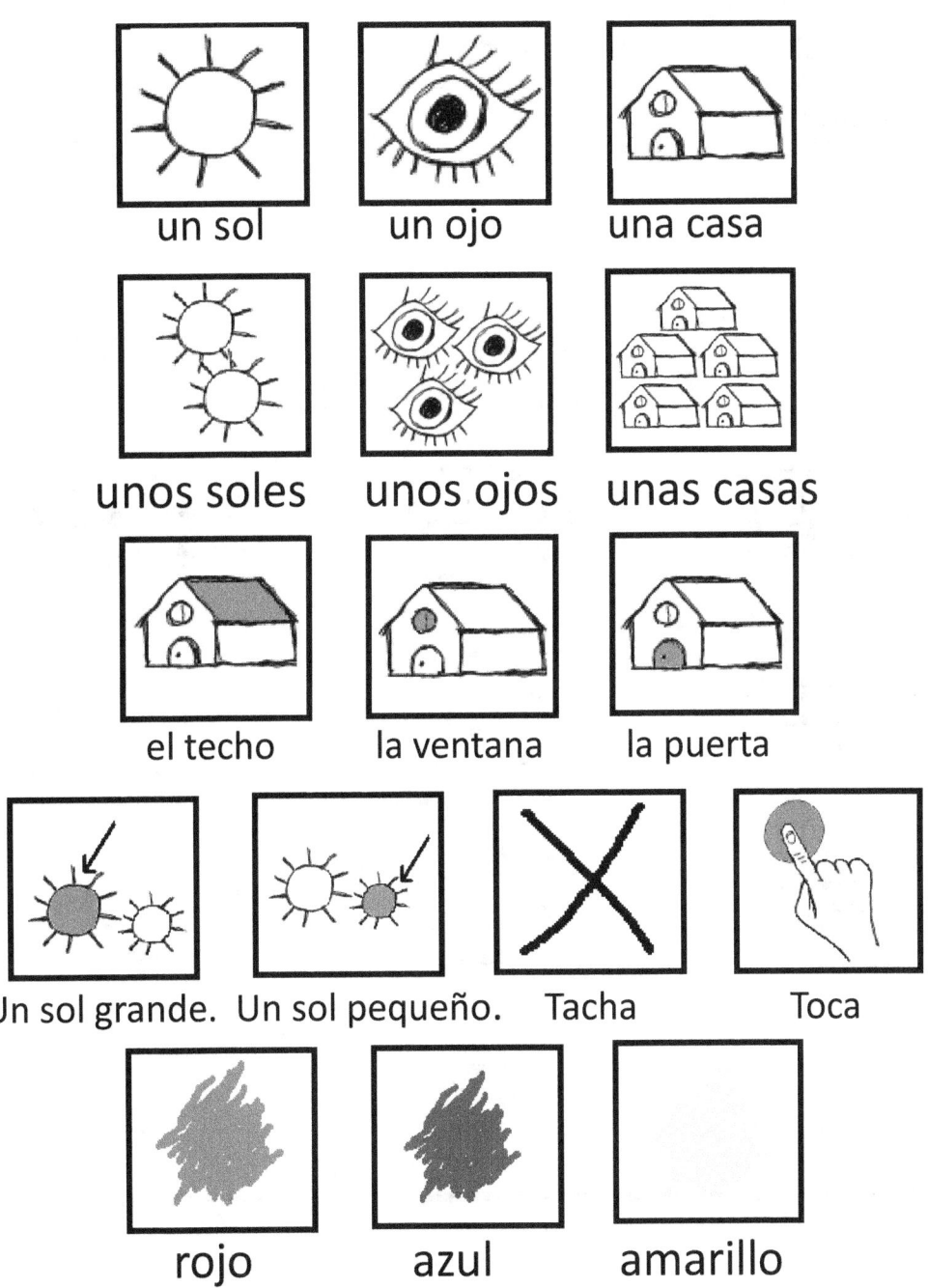

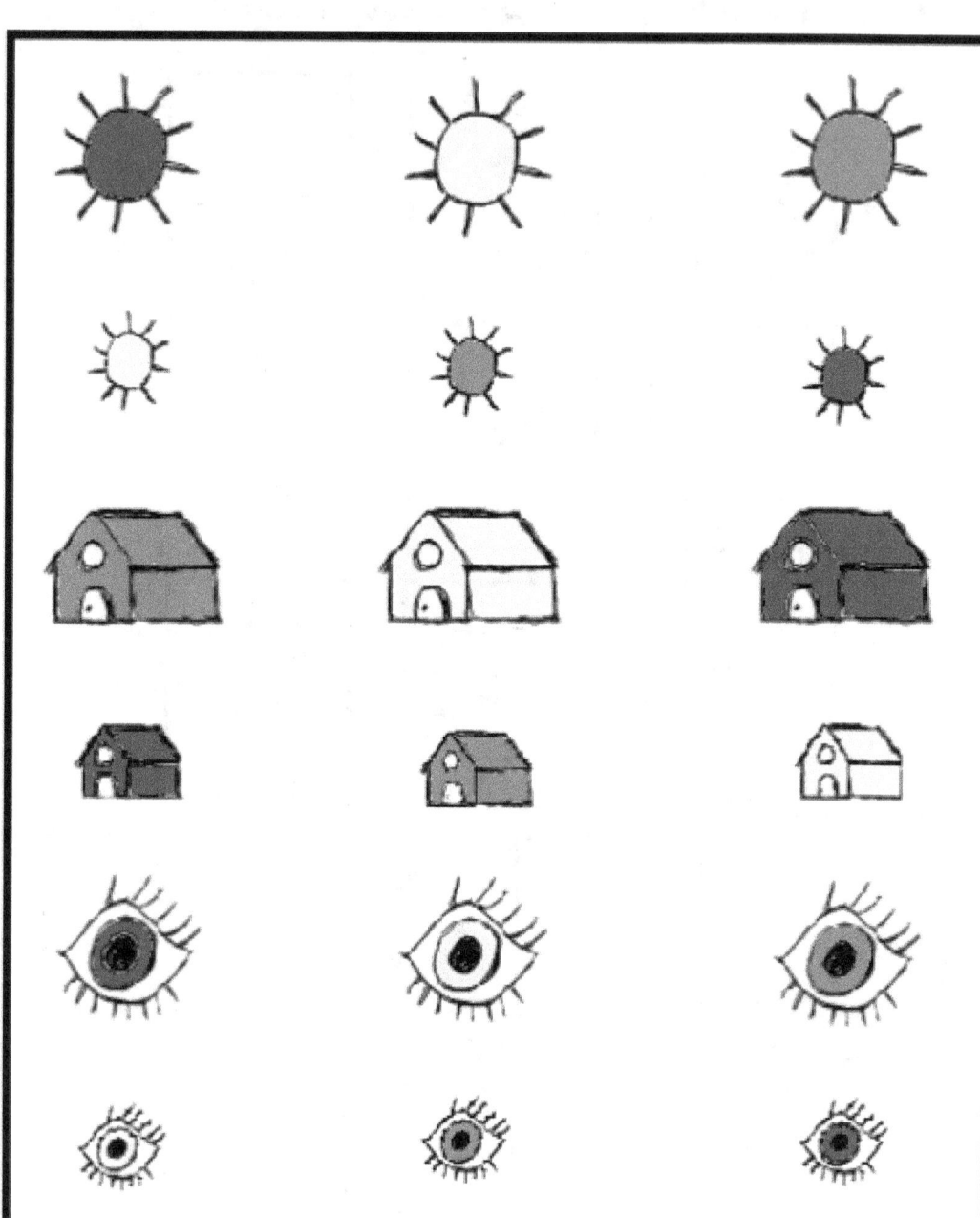

Nombre_____ Edad _____
Fecha _____ No. de Sesión_____
Aplicador_____ País _____

	par mínimo	Órdenes	
1	L	Toca un sol.	
2		Toca un ojo.	
3	A/P	Toca una casa.	
4		Toca una casa roja.	
5	L	Toca una azul.	
6		Toca una amarilla.	
7		Toca una grande.	
8	A/P	Toca las casas.	
9		Toca las casas pequeñas.	
10	L	Toca los soles amarillos.	
11		Toca los soles grandes.	
12	F	Toca un ojo azul.	
13		Toca unos ojos azules.	
14	S	Toca una casa amarilla.	
15		Toca otra casa amarilla.	
16	L	Toca otra casa grande.	
17	L	Toca un sol rojo y una casa azul.	
18		Toca un sol amarillo y un ojo azul.	
19	A/P	Toca un sol grande y uno azul.	
20		Toca un sol grande y azul.	
21	O	Toca una casa grande y las pequeñas.	
22		Toca las casas grandes y una pequeña.	

23	O	Toca unos soles y los ojos.	
24		Toca los soles y unos ojos.	
25	O	Toca el ojo rojo grande y el sol azul pequeño.	
26		Toca el ojo rojo pequeño y el sol azul grande.	
27	A/P	Toca los ojos amarillos o las casas azules.	
28		Toca los ojos o las casas.	
29	O	Tacha un ojo azul con un lápiz.	
30		Tacha un ojo con un lápiz azul.	
31	S	Tacha un sol grande y el ojo rojo pequeño.	
32		Tacha un sol grande o el ojo rojo pequeño.	
33	F	Tacha una casa grande y las azules.	
34		Toca unas casas grandes y las azules.	
35	S	Tacha el techo de la casa amarilla grande.	
36		Tacha el techo y la casa amarilla grande.	
37	F	Tacha el techo de unas casas pequeñas y la puerta de las rojas.	
38		Tacha el techo de una casa pequeña y la puerta de una roja.	
39	O	Tacha la ventana de las casas y toca los soles azules.	
40		Toca la ventana de las casas y tacha los soles azules.	
41	S	Tacha los soles rojos y la puerta de una casa grande.	
42		Tacha un sol rojo y las puertas de las casas grandes.	
43	F	Toca el ojo rojo grande y la puerta de la casa amarilla pequeña y táchala.	
44		Toca el ojo rojo grande y la puerta de la casa amarilla pequeña y táchalos.	

Evaluación de comprensión de elementos funcionales.

Objetivo:

Mostrar el conocimiento que tiene el niño de vocabulario y de elementos funcionales.

Características:

Cinco páginas con ocho escenas cada una. Debajo de cada ilustración está escrita una oración -en pares mínimos a efecto de contrastar el cambio de un solo elemento en la oración- en forma de orden para que el niño la lea y ejecute lo que se le pide. Las órdenes presentan sintagmas coordinados: *Pinta los dedos y dos uñas*; sintagmas preposicionales: *Tacha la olla con tapa*; o estructuras con adjetivación: *Pinta el avión grande y la nube chica*.

Instrucciones:

1° Mostrar al niño una hoja a la vez y pedirle que lea y ejecute lo que se le pide.

2° Acercarle al niño un juego de colores y un lápiz.

3° Al terminar la evaluación el maestro observará detenidamente qué vocabulario es el que conoce el niño y qué elementos funcionales son los que sabe y cuáles desconoce.

6° En la HOJA DE OBSERVACIONES el maestro tomará nota de la evaluación para trabajar en las futuras sesiones de logogenia.

Observaciones

1. Lee y haz lo que te piden.

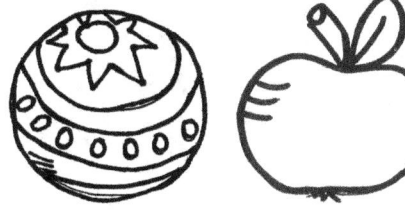 

Pinta la pelota.   Pinta la manzana.

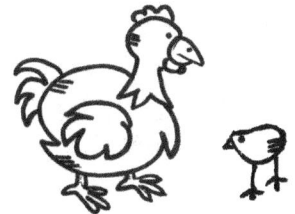 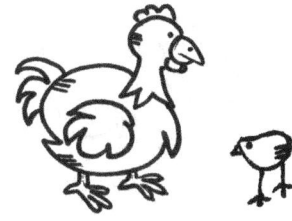

Píntala con verde.   Píntalo con verde.

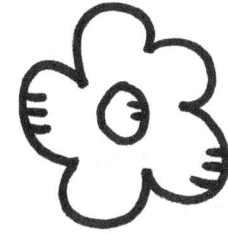 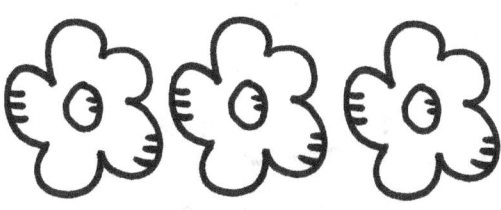

Pinta el centro de la flor.   Pinta la flor del centro.

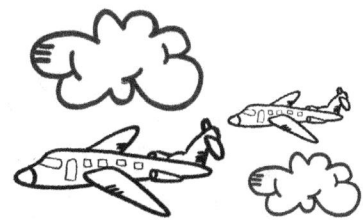 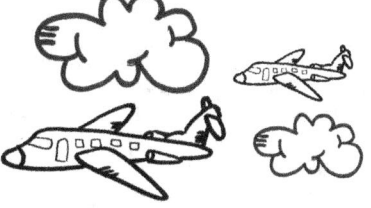

Pinta el avión grande   Pinta la nube grande
y la nube chica.   y el avión chico.

2. Lee y haz lo que te piden.

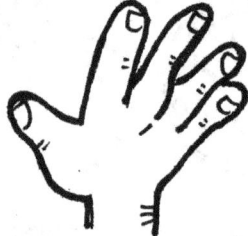

Pinta los dedos y dos uñas.

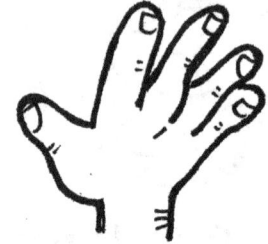

Pinta dos dedos y las uñas

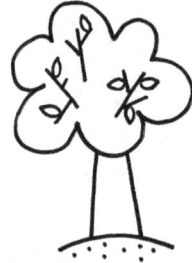

Dibuja un pájaro arriba del árbol.

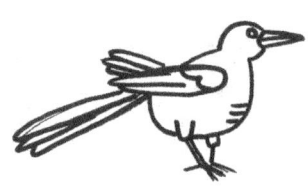

Dibuja un árbol arriba del pájaro.

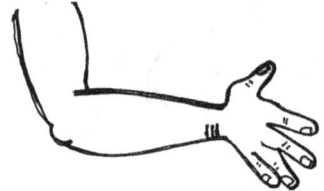

Pinta el brazo y la mano.

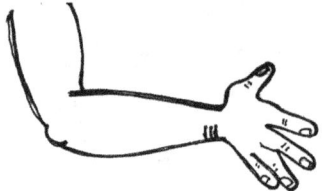

Pinta el brazo o la mano.

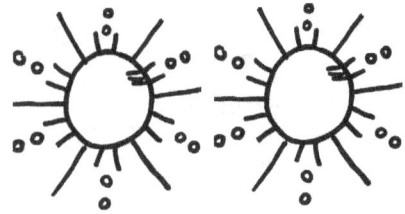

Pinta un sol rojo y azul.

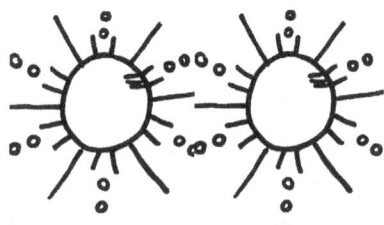

Pinta un sol rojo y uno azul.

3. Lee y haz lo que te piden.

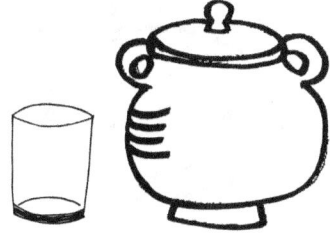

Pinta la tapa y la olla.

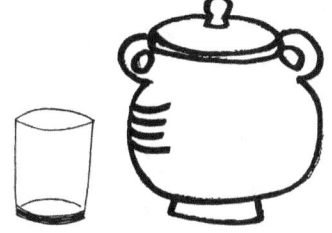

Pinta la tapa o la olla.

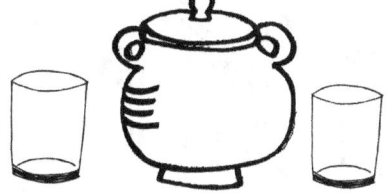

Pinta la tapa, la olla y un vaso.

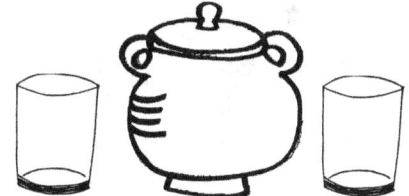

Pinta la tapa de la olla y un vaso.

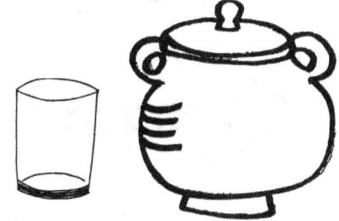

Tacha la tapa y pinta la olla.

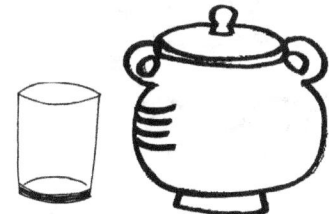

Tacha la tapa y la olla.

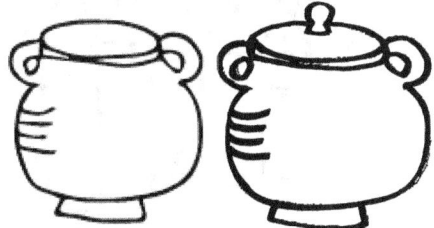

Tacha la olla sin tapa.

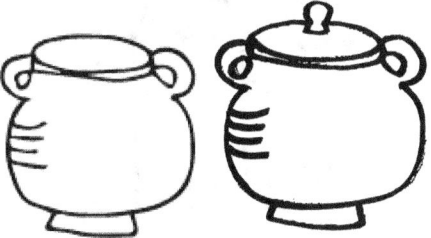

Tacha la olla con tapa.

4. Lee y haz lo que te piden.

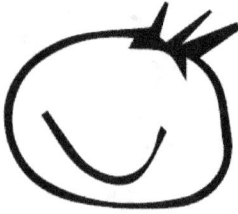 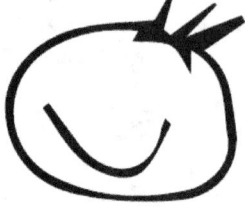

Dibuja los ojos con naranja.   Dibuja los ojos como naranja.

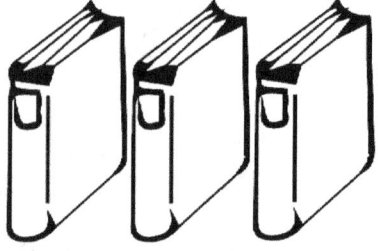 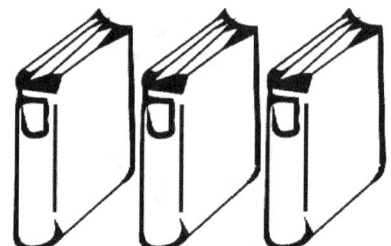

Dibuja pájaros en un libro.   Dibuja pájaros y un libro

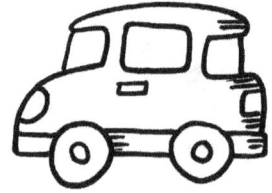 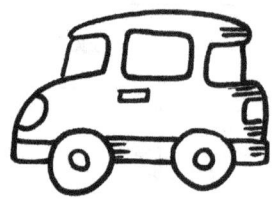

Tacha las ruedas del auto.   Tacha las ruedas y el auto.

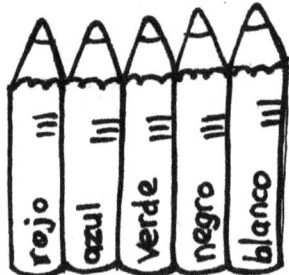 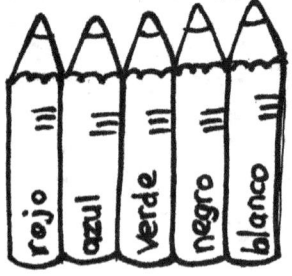

Pinta los colores.   Pinta dos colores.

5. Lee y haz lo que te piden.

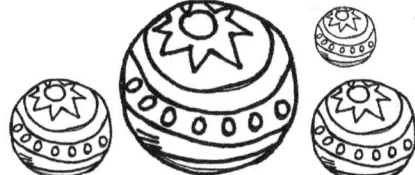 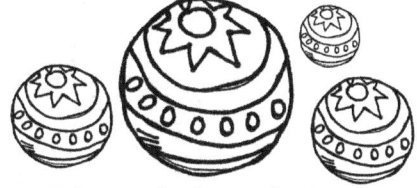

Pinta unas pelotas.   Pinta las pelotas.

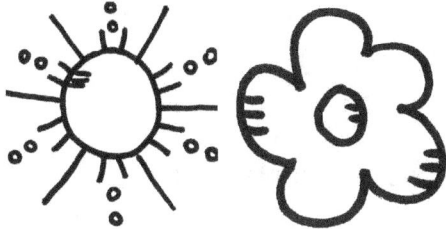 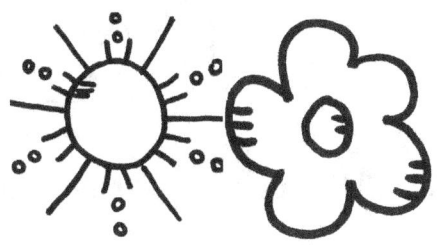

Dibuja una flor en el sol.   Dibuja un sol en la flor.

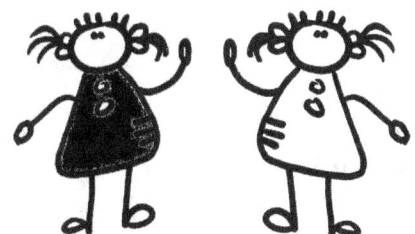 

Pinta la de negro.   Píntala de negro.

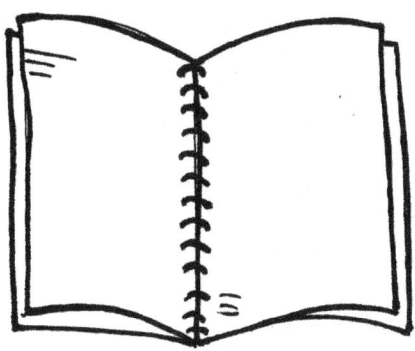 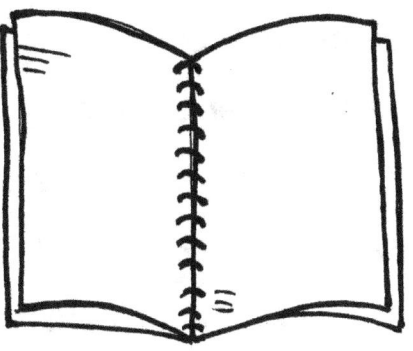

Escribe un nombre.   Escribe tu nombre.

6. Lee y haz lo que te piden.

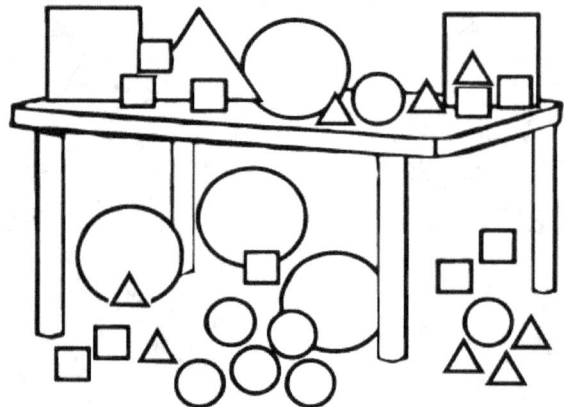

1. Pinta con rojo el círculo grande que está arriba de la mesa.
2. Pinta con rojo un círculo grande que está debajo de la mesa.
3. Pinta con azul un cuadrado pequeño.
4. Pinta con azul otro cuadrado pequeño.
5. Dibuja unos círculos en los cuadrados grandes.
6. Dibuja unos cuadrados en los círculos grandes.
7. Dibuja unos círculos pequeños abajo de la mesa.
8. Dibuja unos círculos pequeños en la mesa.
9. Tacha con verde dos triángulos.
10. Tacha con verde dos triángulos que están arriba de la mesa.
11. Tacha con marrón dos cuadrados que no estén pintados.
12. Tacha con verde dos cuadrados que estén pintados.
13. Tacha con verde los círculos que son rojos.
14. Con un lápiz verde tacha los círculos que no son rojos.

Evaluación de producción de oraciones.

Objetivo:

Comprobar si el niño es capaz de escribir oraciones gramaticales.

Características:

Cuatro páginas con 5 escenas cada una y con un espacio en el que el niño debe escribir una oración describiendo cada una de las escenas.

Instrucciones:

1° Pedirle al niño que recorte cada una de las palabras de la página 46

2° Acercarle al niño un lápiz y un pegamento.

3° En las dos primeras hojas el niño utilizará las palabras que recortó para formar las oraciones.

4° En las dos hojas siguientes el niño escribirá una oración que describa cada uno de los dibujos.

5° En esta evaluación el maestro observará si el niño es capaz de escribir oraciones gramaticales.

6° En la HOJA DE OBSERVACIONES el maestro tomará nota de la evaluación para trabajar en las futuras sesiones de logogenia.

Recorta los papelitos y forma oraciones en las páginas 49 y 50

la	niña	come	la	y
sopa	la	pelota	está	del
arriba	de	la	cama	a
el	niño	brinca	los	ve
patos	el	camión	no	el
tiene	llantas	el	niño	hora
corre	con	el	perro	niño
el	niño	mira	el	el
reloj	el	en	niños	pelota
está	muerde	ella	se	la
mira	en	el	espejo	con
los	árbol	juegan	el	al
ratón	pájaro	futbol	perro	al

Pega los papelitos con las palabras para formar oraciones.

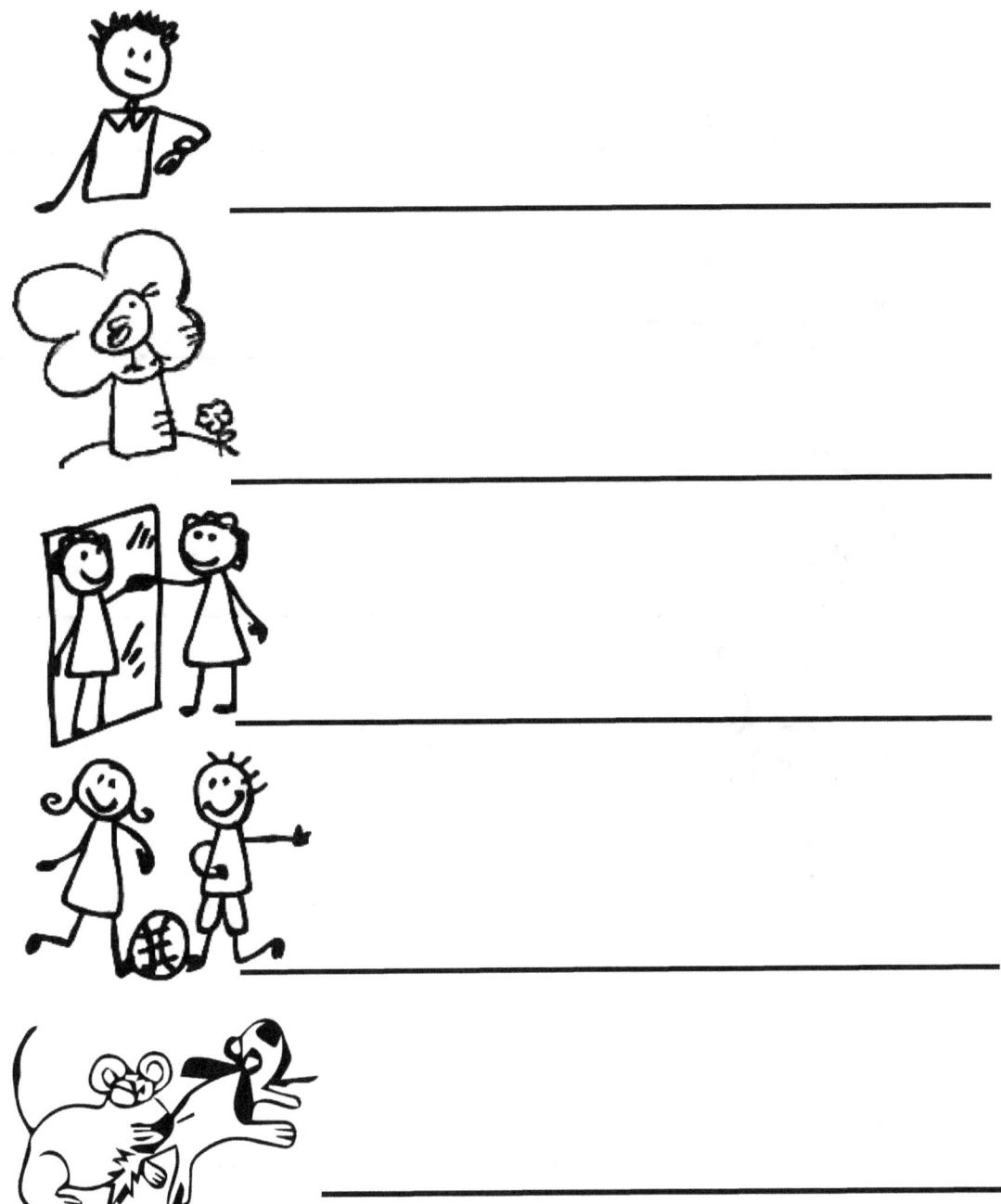

Pega los papelitos con las palabras para formar oraciones.

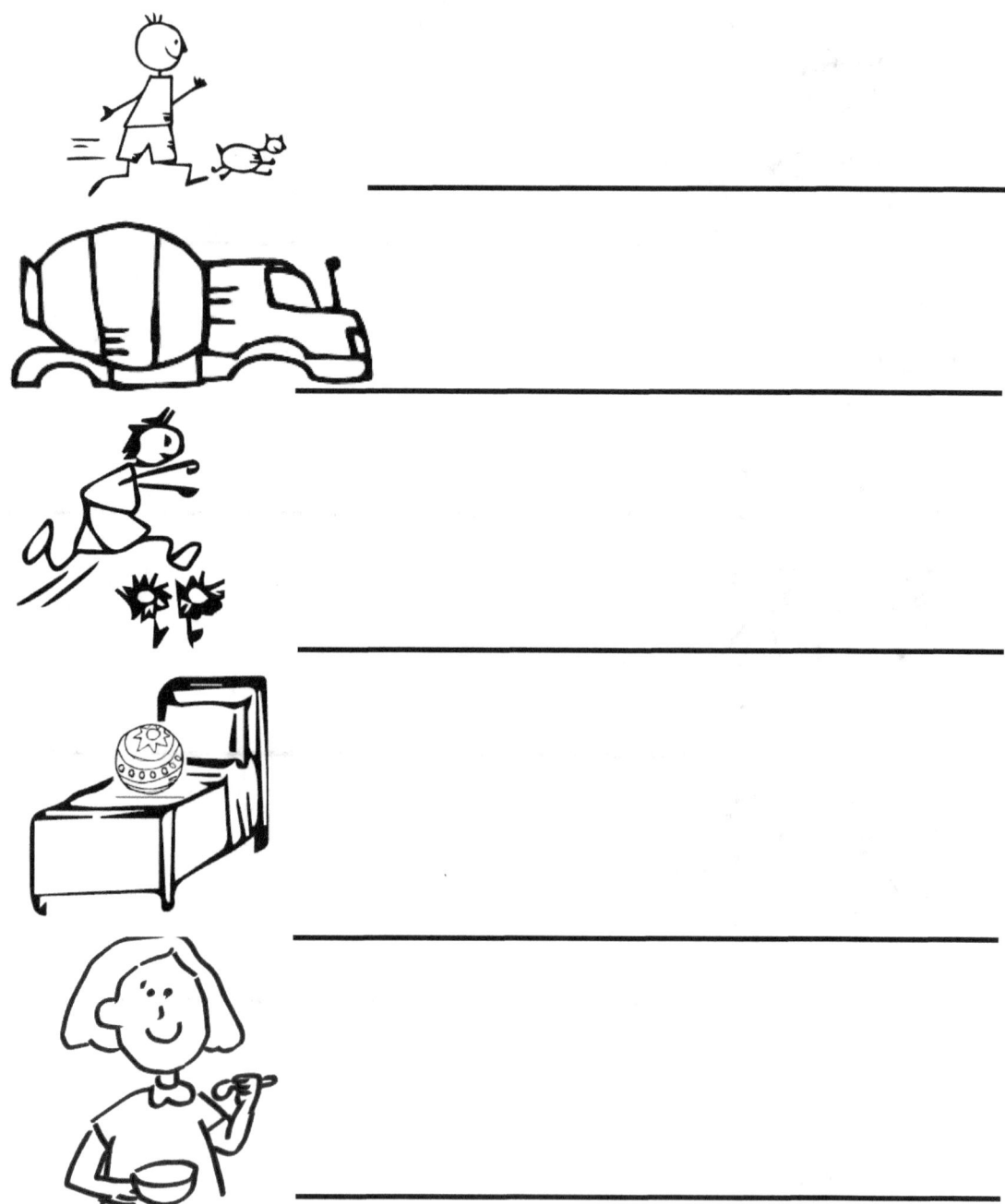

Hoja de observaciones

Describe los dibujos.

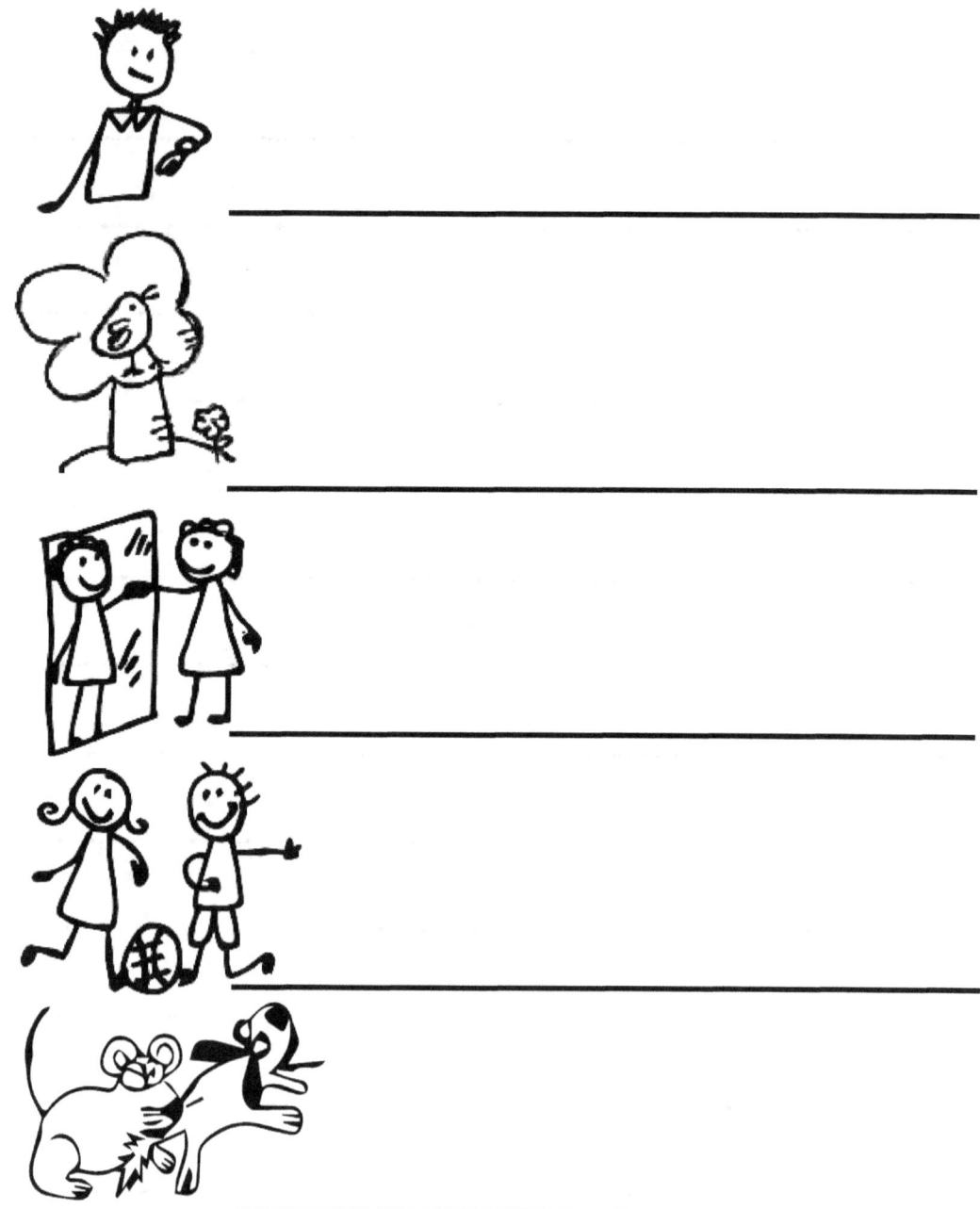

Describe los dibujos.

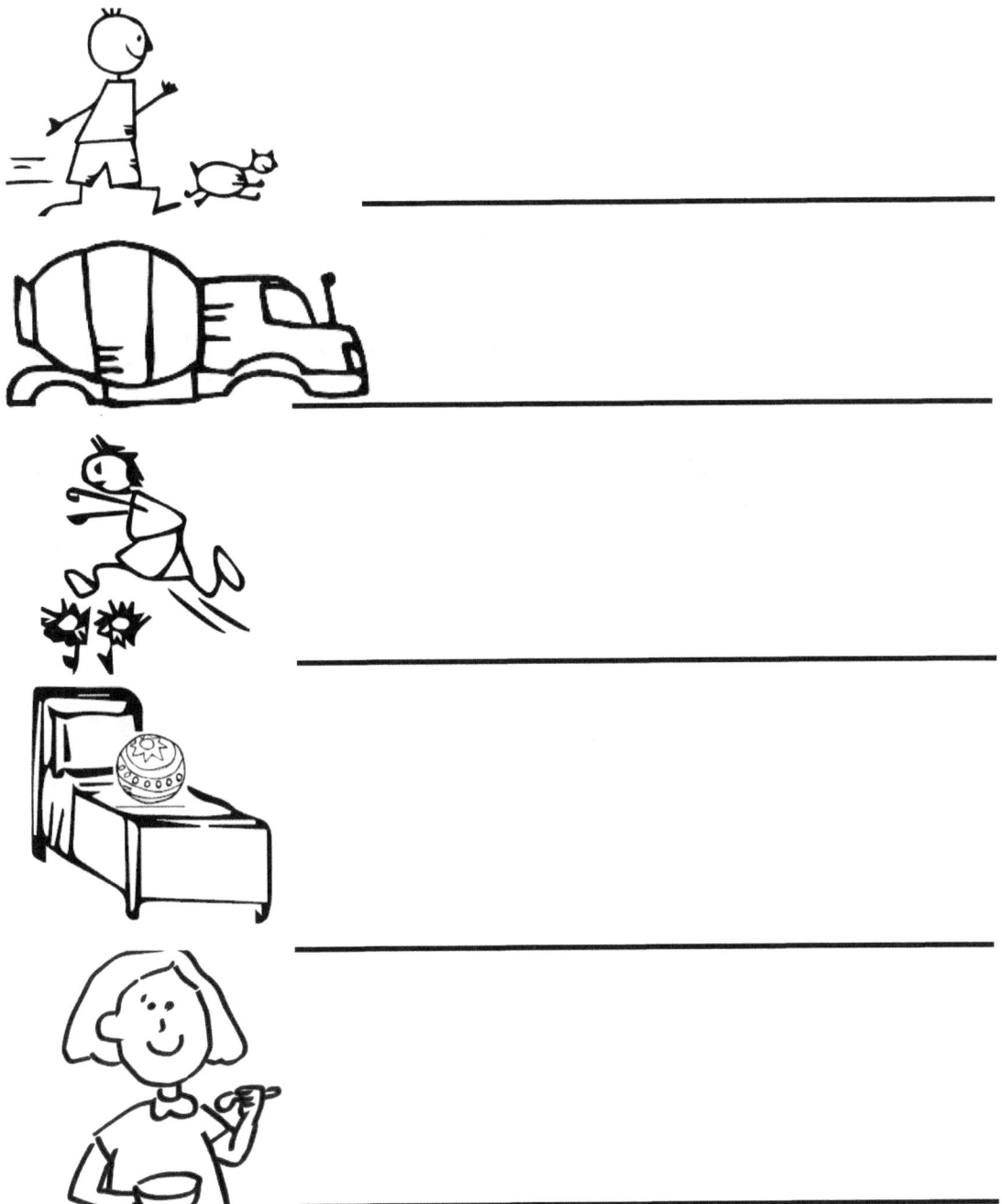

Tarjetas con verbos

El siguiente material no forma parte

de las evaluaciones

pero te puede ser útil

en tus sesiones de Logogenia.

Tarjetas con verbos

Objetivo:

Que el logogenista cuente con una variedad de verbos a la hora de las sesiones para que no utilice sólo algunos de ellos.

Características:

1. El material comprende cuatro hojas con 21 tarjetas cada una de ellas, en las cuales están escritos 84 verbos y una hoja adicional con tarjetas en blanco para que escribas algunos más.

Instrucciones:

Las tarjetas pueden tener alguno de los siguientes usos:

1. Utilizarlas como recordatorio de los distintos verbos
2. Entregarle al chico las tarjetas y que elija 5 verbos para trabajar con ellos durante la sesión
3. Entregar una tarjeta al niño para que escriba una oración utilizando ese verbo
4. Puedes escribir oraciones sin los verbos escritos y que el chico decida qué verbo puede ser usado en cada una de las oraciones
5. Cualquier otro uso que quieras darles

Copia esta página para formar más tarjetas con verbos

Tarjetas de verbos 1

mete	saca	dibuja
pinta	levanta	abre
cierra	borra	sube
baja	tacha	tira
junta	separa	aleja
acerca	pega	golpea
enseña	prende	empuja

Tarjetas de verbos 2

acomoda	voltea	mira
atrapa	camina	brinca
rueda	abrocha	aprieta
dame	toca	tira
pisa	pon	arrastra
mueve	haz	muerde
señala	gira	arroja

Tarjetas de verbos 3

pregunta	trae	describe
limpia	cuenta	pasa
termina	apoya	ayuda
cambia	corta	lanza
lava	lee	encuentra
llena	sal	salta
encierra	corre	baila

Tarjetas de verbos 4

agarra	toma	huele
rasca	acaricia	moja
seca	dobla	rompe
chupa	tapa	esconde
cubre	ata	desata
come	apaga	sopla
estira	arranca	escribe

Impreso por Editorial Brujas • agosto de 2015 • Córdoba–Argentina

www.ingramcontent.com/pod-product-compliance
Lightning Source LLC
Chambersburg PA
CBHW060438220526
45465CB00008B/3184